SIGNES, DIAGNOSTIC ET TERMINAISON

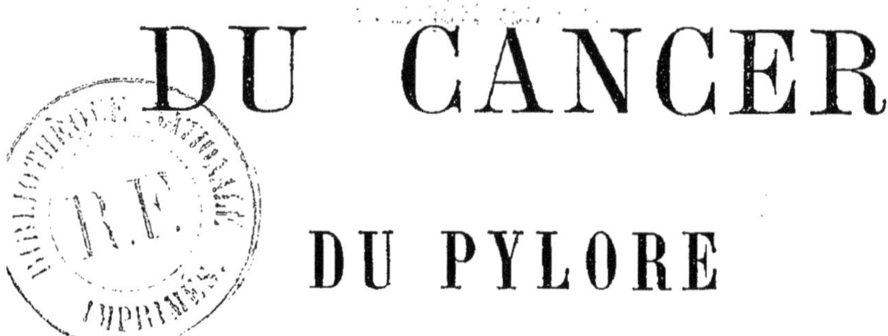

DU CANCER

DU PYLORE

PAR

ÉDOUARD ROGER

Docteur en médecine de la Faculté de Paris

Lauréat de l'École de Caen.

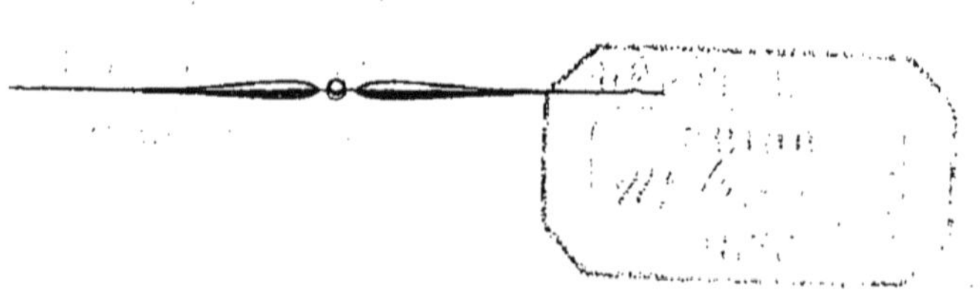

PARIS

L. LAROSE, LIBRAIRE-ÉDITEUR

22, RUE SOUFFLOT, 22

1878

A LA MÉMOIRE DE MON CHER PÈRE

A MA MÈRE

Affection et dévouement

A MM. LES DOCTEURS CALBRIS ET PELVET

Hommage de sincère gratitude

A MES PARENTS

A MES AMIS

A MON PRÉSIDENT DE THÈSE :

M. LE PROFESSEUR PETER

Médecin des Hôpitaux

A M. LE DOCTEUR DUGUET

Professeur agrégé de la Faculté

Médecin des Hôpitaux

A M. LE DOCTEUR TILLAUX

Professeur agrégé de la Faculté

Chirurgien des Hôpitaux

A MES ANCIENS MAITRES DE L'ÉCOLE DE CAEN :

MM. FAYEL, BOURIENNE, CHANCEREL, DENIS-DUMON

BUT ET DIVISION DE CE TRAVAIL.

Le cancer de l'estomac est non-seulement une des plus fréquentes parmi les affections carcinomateuses, mais aussi une de celles dont le diagnostic est parfois entouré des plus grandes difficultés. Rien ne paraît plus facile au premier abord que de reconnaître cette maladie, lorsque ses principaux symptômes se trouvent réunis, tels qu'une tumeur dans la région de l'estomac, des vomissements noirs, les signes de la cachexie cancéreuse, etc., etc.; mais au début et même dans le courant de la maladie on est loin de rencontrer tous ces signes.

Le but que nous nous sommes proposé n'est pas de passer en revue toutes les formes de l'affection cancéreuse de cet organe, mais bien de ne nous occuper que de la forme peut-être la plus fréquente, c'est-à-dire, celle du pylore.

Nous diviserons notre sujet en trois parties. Dans la première nous passerons en revue les différents symptômes du cancer du pylore, et montrerons en quoi ils diffèrent de ceux que l'on remarque dans les autres carcinônes de l'estomac. Dans une deuxième partie nous citerons quelques cas dans lesquels tous les symptômes n'existaient pas ; et, enfin dans un dernier chapître, nous dirons quelques mots sur la mort des malades atteints de cancer du pylore.

Mais avant de nous avancer plus loin dans le sujet qui nous occupe, qu'il nous soit permis de remercier ici MM. Duguet et Tillaux, et de leur témoigner toute notre reconnaissance, pour la bienveillance qu'ils ont eue pour nous, et les conseils qu'ils nous ont donné durant le cours de nos études.

I.

SYMPTOMES ET DIAGNOSTIC DU CANCER DU PYLORE.

Le temps que cette affection emploie à parcourir ces différents degrés est relatif et très-variable. Au point de vue pratique on peut dire que le maximum de durée du cancer du pylore correspond à une période d'environ trente-six mois, depuis la première apparition des symptômes. Nous allons passer successivement en revue tous ceux qu'on a remarqués dans cette maladie, tels que : douleur ; anorexie ; teinte cachectique ; vomissements ; maigreur ; tumeur ; constipation ; défaut d'absorption des liquides ; et, enfin volume de l'estomac.

1° *Douleur.* — D'après Brinton, de tous les phénomènes anormaux, c'est la douleur qui appelle tout d'abord l'attention. Le caractère de la douleur dans le cancer du pylore est d'être lancinante ; elle paraît de bonne heure, et prend bientôt une grande intensité ; souvent même elle augmente tellement en quelques jours que tous les autres symptômes disparaissent devant celui-ci. Contrairement à ce qui se passe ordinairement dans l'ulcère elle n'est pas excitée par l'ingestion des aliments. On la rencontre, d'après l'auteur cité plus haut, 92 fois sur 100. Mais la région à laquelle les malades rapportent la douleur, n'indique nullement lesiège de la lésion, du moins au début. Ainsi un cancer du pylore peut déterminer une douleur que le malade rapporte aussi bien à l'hypochondre droit qu'à l'épigastre, à l'ombilic même, au sternum ou à l'hypochondre gauche. Dans le cas qui nous occupe elle est produite par l'excès de distension de l'estomac.

2° *Anorexie.* — Un fait digne d'attention, c'est l'anorexie pour la viande qu'accusent certains individus : Ce symptôme figure 85 fois sur 100, mais il n'apparaît pas au début. Joint à tous les autres, il prend une grande valeur et aide surtout à distinguer le cancer de l'ulcère de l'estomac. La perte de l'appétit, quoique quelquefois assez précoce, est le plus souvent précédée d'un appétit fantasque et régulier. Les troubles de la digestion consistent en aigreurs, sentiments de pesanteur à l'épigastre, renvois ou éructations, envies de vomir.

3. *Teinte cachectique.* — L'aspect cachectique auquel on ajoute avec raison une si grande importance pour le cancer du pylore n'est pas un symptôme unique, mais plutôt une réunion de symptômes. Il existe 90 à 98 fois sur 100. Il faut comprendre comme éléments de ce symptôme, non-seulement la couleur de la face et du corps, mais la sécheresse et la perte d'élasticité de la peau, la diminution du tissu graisseux, la mollesse du tissu cellulaire, le peu de volume et de fermeté des muscles. Le plus souvent la face présente alors une pâleur d'un vert sale ou de coloration terreuse, qu'on ne peut confondre avec aucune autre.

L'ictère existe à peu près 5 fois 1/2 sur 100. Toutefois il ne devient bien sensible qu'aux diverses parties exposées à l'air extérieur et à la lumière. On s'explique facilement la cause de cet ictère : en effet la bile résorbée dans la vésicule du foie où elle s'amasse, ou bien versée dans le duodénum qu'elle irrite, se trouve bientôt portée dans le sang et repartie, par lui, aux différents organes dont elle change la teinte.

4° *Vomissements.* — Après les symptômes que nous venons d'énumérer plus haut nous arrivons à un signe d'une valeur beaucoup plus grande ; ce sont les vomissements.

Le siége du cancer semble avoir beaucoup d'influence sur le vomissement. Il résulte, d'après Brinton, de l'analyse de 167 cas bien détaillés, que le vomissement va en augmentant de fréquence, selon que la maladie occupe : la paroi postérieure, tout l'organe, la partie moyenne, la petite courbure, la grande courbure, le cardia, le pylore.

Les chiffres qui se rapportent à la petite courbure, au cardia et au pylore forment les cinq sixièmes du total. Ils montrent (ce qu'on avait longtemps conjecturé), que le cancer du pylore s'accompagne plus fréquemment de vomissement que toute autre partie de l'organe. On peut en inférer que ce symptôme est souvent déterminé par l'obstruction du passage si étroit de l'anneau pylorique. Si, comme cela arrive presque toujours, l'orifice est rétréci, les vomissements ont lieu longtemps après le repas, et c'est alors surtout que les aliments ne sont rendus quelquefois qu'au bout de plusieurs jours. Voici à ce sujet l'opinion que Trousseau émet dans son troisième volume de cliniques:

« Si la lésion occupe le pylore, il aura ordinairement « des vomissements qui, fréquents, mais peu abon- « dants, deviendront de plus en plus rares mais aussi « plus abondants. »

« Vous saisissez, Messieurs, la raison de cette diffé- « rence. Au début l'estomac se révolte contre la « présence des matières alimentaires, qui, après avoir « subi un travail de chymification, devaient être « chassées dans le duodénum dont l'entrée leur est « fermée. Plus tard il devient plus patient, et, s'ha- « bituant au contact des matières, il se laisse distendre « jusqu'au moment où la quantité de ces mêmes ma- « tières devient trop considérable pour qu'il puisse « les conserver. »

5° *Maigreur*. — La maigreur est grande dans tous les cancers; mais le cancer du pylore cause l'amaigrissement excessif par dégénérescence organique, et parce qu'il attaque l'organe essentiel de toute nutrition.

La maigreur est très-considérable, il est vrai, dans toutes les maladies chroniques; mais nulle part la peau n'est aussi jaune et sale que dans le cancer du pylore. D'où cela vient-t-il? Dans les fièvres hectiques pulmonaires, l'alimentation peut s'accomplir en partie, des substances nutritives parviennent encore aux tissus; mais ici, aucun aliment n'est digéré, rien ne franchit le pylore.

Dans le carcinôme du pylore, tous les organes sont comme desséchés : il y a surtout pénurie des sucs lymphatiques et de tissu adipeux; les yeux s'excavent plus qu'en aucune maladie.

6° *Tumeur*. — Nous ferons d'abord observer qu'on ne saurait mettre assez de soin dans le palper, opération des plus délicates et des plus difficiles. Il faut examiner le malade dans des positions différentes, couché sur le dos ou alternativement sur l'un ou l'autre côté, les parois abdominales relâchées autant que possible, afin de ne pas prendre la dureté du muscle droit pour de la résistance morbide.

La forme de ces tumeurs est ordinairement inégale, bosselée, de consistance ferme et dure; leur volume varie depuis celui d'une noix jusqu'à celui du poing. La valeur pathognomonique d'une tumeur dans la région pylorique est presque absolue pour le diagnostic

D'après Brinton, l'existence d'une tumeur se rencontre 80 fois sur 100. Le sexe ne modifie pas ce résultat. Dans le cancer du pylore le siége de la tumeur est très-variable. Le plus souvent c'est vers la ligne médiane qu'on la trouve; sinon on la rencontre plutôt dans l'hypochondre droit que dans le gauche, ce qui s'explique non seulement par la situation normale du pylore, mais aussi par les adhérences qui s'établissent fréquemment entre la portion malade et le foie. Le niveau vertical de ces tumeurs du pylore, dit-il, n'est pas le même dans les deux sexes: ce fait curieux est d'ailleurs facile à expliquer. La ligne horizontale, qui sépare la région épigastrique de la région ombilicale, divise l'espace où l'on rencontre la tumeur en deux parties presque égales. Le segment supérieur (comprenant l'épigastre et les hypochondres) contient chez l'homme les deux tiers de la tumeur; l'autre tiers occupe le segment inférieur. C'est la proportion (ajoute encore le même auteur) exactement inverse que l'on trouve chez la femme atteinte de cancer du pylore; deux fois sur trois, la tumeur occupe la région ombilicale. Voici d'ailleurs la raison de cette différence:

« Elle tient, dit Brinton, aux limites naturellement plus étroites de l'épigastre chez la femme, et à la constriction due au corset; il en résulte que le foie et l'estomac, ainsi que les tumeurs qui dépendent de ces organes, descendent plus bas dans l'abdomen. C'est encore là ce qui fait que la tumeur est plus mobile chez la femme et que la position varie davantage. »

Trousseau ayant en pareil cas une grande autorité, nous ne pouvons mieux faire que de reproduire ce qu'il dit dans son troisième volume de cliniques, au sujet de la valeur qu'offre une tumeur pour le diagnostic du cancer du pylore.

« Ce qui rend, dit-il, le diagnostic du cancer du pylore plus facile, c'est que généralement nous pouvons en constater l'existence par la palpation à travers les parois abdominales. En explorant la région correspondant à l'orifice inférieur de l'estomac, on trouve une tumeur plus ou moins volumineuse, fixe dans la place qu'elle occupe, tandis qu'une tumeur carcinomateuse développée sur la grande courbure de l'estomac changera de rapport suivant que cet organe sera ou non distendu. »

J'ajouterai, avec Brinton, qu'un grand nombre de tumeurs du pylore présentent des pulsations, c'est-à-dire qu'elles sont placées de telle sorte qu'elles reçoivent et transmettent l'impulsion de l'artère aorte. Parmi ces tumeurs présentant des pulsations, le plus grand nombre se trouve chez l'homme et occupe le pylore.

7° *Constipation.* — Un des signes les plus caractéristiques du cancer du pylore est sans contredit la constipation. Voici d'ailleurs l'appréciation de Trousseau à cet égard :

« Dans le cancer du pylore, il existe une grande

constipation, à moins que le cancer ne soit profondément ulcéré, auquel cas, en même temps que les vomissements deviennent moins fréquents, il y a de la diarrhée qui ne tarde pas à devenir lientérique, les aliments s'échappant à travers l'orifice pylorique constamment ouvert, avant d'avoir subi dans l'estomac une élaboration suffisante. »

8° *Défaut d'absorption des liquides.* -- Nous avons trouvé un cas très-intéressant de ce fait dans la Gazette des Hôpitaux (septembre 1863), que nous avons cru devoir reproduire en entier. Voici à ce sujet comment s'exprime M. Beau :

« Dernièrement nous avons eu, au n° 17 de la salle Saint-Louis (Charité), un homme d'une cinquantaine d'années, affecté d'un cancer pylorique dont il est mort au bout de trois semaines environ.

» Ce malade vomissait ses aliments, ce qui paraissait tout naturel dans la maladie qui l'affectait, et ce qui expliquait un amaigrissement dont l'intensité allait toujours en augmentant. Mais en y réfléchissant, on voyait que l'imperméabilité du pylore n'était pas l'unique cause de l'état dyspeptique qui empêchait l'assimilation et la nutriiion. En effet, l'absorption des matières alimentaires se fait en grande partie dans la cavité gastrique, et le pylore ne donne passage qu'à celles de ces matières qui n'ont pas été modifiées par l'action digestive de l'estomac. Si donc chez notre malade l'émaciation devient chaque jour de plus en plus considérable, et si les matières alimentaires étaient vomies en grande quantité, on devrait accuser, non-seulement l'imperméabilité du pylore, mais encore le défaut d'absorption des parois gastriques.

» Une nouvelle phase de la maladie vint nous montrer que cette supposition était fondée. Au vomissement des aliments succéda le vomissement des boissons. Ce malade ne demandait plus à manger : il n'avait plus faim ; mais il était tourmenté par une soif inextinguible. A peine avait-il ingéré un verre de tisane, qu'il le rendait dans sa totalité. Sa soif alla toujours en augmentant, et avec elle ses principaux symptômes, tels que la sécheresse de la bouche et de la gorge, l'état ardent des yeux, la rareté et l'épaisseur des urines.

» Il est évident que le rétrécissement du pylore n'était plus la cause immédiate de ce défaut d'absorption du liquide, car les boissons sont surtout absorbées par les vaisseaux des parois de l'estomac, et puisque les liquides étaient rejetés en totalité aussitôt après leur ingestion, il fallait que l'estomac refusât de les absorber.

Aux symptômes concomitants de la soif proprement dite, il faut ajouter les symptômes produits chez notre malade par le défaut de réparation du sérum du sang. Les globules sanguins n'étant pas charriés dans une quantité suffisante de liquide, stagnaient dans les capillaires, où ils formaient des plaques violettes en différents points de la peau. La débilité était profonde, le pouls était petit; il est devenu insensible à la radiale, avec réfroidissement des extrémités et état grippé de la face. Il y avait même de l'aphonie, et l'on retrouvait chez ce malade un grand nombre des phénomènes du choléra, qui a, comme on le sait, pour caractère un défaut d'absorption du liquide des boissons venant s'ajouter à la perte du sérum sanguin par l'intestin.

» Ce défaut d'absorption des boissons chez notre malade tenait à une grande perturbation des fonctions gastriques, perturbation consécutive au cancer du pylore.

» J'ai vu plusieurs fois des personnes atteintes de cancer pylorique mourir ainsi dans les symptômes résultant d'un défaut d'absorption des boissons par l'estomac. »

9° *Volume de l'estomac.* — On a donné comme un grand signe du cancer du pylore l'extrême dilatation de l'estomac, quand il y avait un obstacle à cet orifice, parce qu'alors les aliments en séjournant plus longtemps dans l'estomac augmentaient sa capacité.

Grisolle s'exprime ainsi à cet égard : « Dans le cancer du pylore l'estomac est très dilaté ; aussi, par la percussion du ventre, on détermine un bruit de *glouglou* produit par l'agitation et le mélange des liquides et des gaz contenus dans ce viscère. On conçoit que, lorsque l'estomac renferme ainsi une grande quantité de fluide ; la percussion peut fournir quelques indications utiles. »

Voici ce que dit Jaccoud à ce sujet : « Le cancer qui occupe le pylore ou son voisinage, finit par amener une sténose du canal et par suite une dilatation de l'estomac. »

« Si l'altération, dit autre part le même auteur, siège au pylore, et si cet orifice est très-rétréci, les aliments et les boissons ne pouvant le franchir et s'accumulant pendant quelque temps dans l'estomac avant d'être rejetés par le vomissement, finissent par développer le viscère à un point tel, qu'on a vu celui-ci envahir tout l'abdomen et descendre jusque dans l'excavation pelvienne. »

DIAGNOSTIC DIFFÉRENTIEL ENTRE LE CANCER DU PYLORE ET LES AUTRES CANCERS DE L'ESTOMAC.

Nous en avons fini avec les smyptômes du cancer pylorique ; nous allons maintenant montrer en quoi ils sont propres à cette seule affection et non aux carcinômes du cardia et du corps de l'estomac.

Cancer du cardia. — Quoique beaucoup moins fréquentes que celles du pylore, les affections organiques du cardia s'observent quelquefois. Voici particulièrement en quoi elles diffèrent du cancer pylorique.

La position du cardia rend le palper presque toujours nul, et on ne constate aucune tumeur dans l'hypochondre droit. Il existe en outre, habituellement, une douleur derrière le sternum, vers sa partie inférieure, douleur qui augmente lorsqu'on refoule les viscères abdominaux vers la poitrine. Les malades son obligés d'employer de grands efforts pour faire descendre les aliments dans l'estomac, et, lorsqu'ils sont parvenus dans sa cavité, ils éprouvent la sensation d'une résistance vaincue. La gêne qui se fait sentir, dès que les bols alimentaires distendent l'œsophage, devient d'autant plus considérable que ces bols sont plus volumineux et plus mal triturés. Ces phénomènes ne peuvent être confondus avec ceux du cancer du pylore; d'ailleurs le vomissement survient immédiatement après le repas, quelquefois même avant que les aliments aient pénétré dans l'estomac. Dans sa pathologie interne, Grisolle dit ceci du cancer cardiaque : « Les vomissements ont-ils lieu aussitôt après les repas, ou bien les aliments, sont-ils rejetés, avant même d'avoir pénétré dans l'estomac : excitent-ils un sentiment de gêne, de pesanteur, d'étouffement à la partie supérieure de l'épigastre, on devra croire alors que le cancer occupe le cardia et que cet orifice est très rétréci. »

J'ajouterai encore que la constipation, si toutefois elle existe, est loin d'être opiniâtre, comme dans le cancer du pylore. De plus, au lieu d'avoir une exagération de l'estomac, on a une diminution de son volume, les aliments et les boissons ne pouvant y arriver qu'en petite quantité. Nous allons maintenant montrer en quoi le cancer du pylore diffère de tout cancer du corps de l'estomac.

Cancer du corps de l'estomac. — Le siège de la maladie peut varier. Rarement il occupe la totalité de l'estomac, le plus souvent c'est sa petite courbure : mais quelque soin que l'on apporte pour s'en assurer, il reste toujours beaucoup d'incertitude. Les auteurs n'ont encore rien précisé à ce sujet. On s'informera néanmoins si, durant le travail de la digestion, il se développe une grande quantité de gaz, qui distendent l'épigastre et tout l'abdomen, et dont l'issue se fait par le haut comme par le bas. Il y a plus souvent diarrhée que constipation. Il est difficile de trouver réunis ces mêmes symptômes dans le cancer du pylore, qui, en raison de l'oblitération plus ou moins complète de son orifice, présente un obstacle mécanique au passage ultérieur des aliments et des vents dans l'intestin. L'hématémèse et les selles noirâtres sont très-rares dans le cancer du pylore.

Le palper fait découvrir une tumeur dont la situation indique le siége au corps de l'estomac : ce signe sera d'autant plus caractéristique, qu'elle s'étendra davantage dans l'hypochondre gauche. Enfin lorsque le corps entier du ventricule est cancéreux, les vomissements ne s'observent jamais ; et, quand ils ont lieu, c'est dans les premiers temps de la maladie. Comment en effet ce viscère pourrait-il entrer en contraction, s'il est désorganisé dans toute son étendue?

Nous en avons fini avec la première partie de notre thèse ; mais, avant de passer au second chapitre qui, comme nous l'avons indiqué en commençant, montrera quelques cas dans lesquels tous les symptômes n'existaient pas, nous allons exposer une observation très intéressante de cancer du pylore.

OBSERVATION I.

Cancer du pylore; généralisation dans le foie; ictère; cachéxie rapide; mort.

par M. Bide, interne provisoire. (*Bulletins de la société anatomique*, Juin 1875.

Etienne (Marie), âgé de 76 ans, journalier, admis à Bicêtre, le 15 Septembre 1874, pour une hémiplégie gauche, entre à l'infirmerie le 18 mai 1875, salle Saint-André, n° 9 (service de M. Descroizilles).

Pas de maladies avant son attaque apoplectiforme qui remonte à 4 ans. Il porte sur les jambes les cicatrices d'ulcères variqueux.

Depuis 18 jours il a perdu l'appétit et souffre de douleurs à l'hypochondre droit et de faiblesse générale. Teinte subictérique de la peau; conjonctives légèrement jaunes; urines foncées, peu chargées de pigment biliaire. Langue chargée, pâteuse, bouche amère. Thorax en assez bon état; quelques râles bulleux dans le côté droit. Le cœur bat avec force, régulièrement; bruits bien frappés.

Hypertrophie considérable du foie, étendu verticalement du cinquième espace intercostal à l'ombilic et à 5 travers de doigt des fausses côtes sur la ligne mamelonnaire. Douleur vive à la pression près de l'ombilic et dans une zône qui s'étend jusqu'à 3 travers de doigt à droite, sur la ligne inférieure de matité.

23 mai soir. Douleur vive au côté droit. Pas d'appétit; même état que la veille. Urines foncées, léger nuage par la chaleur, légère proportion de pigment biliaire. Elles sont peu abondantes (1 verre 1/2 dans la journée), Densité : 1020,4.—On applique un vésicatoire morphiné sur la région de la vésicule bilaire.

24 mai. Bord inférieur du foie inégal. La partie sensible de la face antéro-supérieure est légèrement ondulée et bosselée, dure.

Vomissements de matières liquides brunâtres grumeleuses. Soir P. 85; T. R. 37°3.

25 mai. Tuméfaction dure, lobulée, dans l'hypochondre gauche, se continuant en haut avec la matité hépatique. Par moments, elle est le siége d'une certaine sonorité. — Soir. Vomissements. Leur réaction est acide. Vus au microscope, ils contiennent de nombreux globules sanguins, petits et déformés, et quelques globules blancs.

27 mai. Pas de vomissements. La région de l'hypochondre gauche fait une saillie notable, et sa partie culminante déborde même le plan des fausses côtes. Cette saillie commence à la ligne médiane et s'étend progressivement vers l'hypochondre gauche. A la palpation on sent mieux que les jours précédents des lobules saillants sur la partie la plus saillante de la tumeur; la peau de l'abdomen glisse difficilement. Dans l'hypochondre droit tumeur dure à la palpation, légèrement sonore à la percussion.

30 mai. Vomissements noirs; la tumeur fait toujours des progrès; la cachexie s'accroît toujours.

3 Juin. Le malade succombe dans le marasme à 1 heure du matin.

Autopsie. — Rien dans le cerveau, à l'exception de quelques petits foyers séreux dans la couche optique droite. Poumons et Cœur normaux.

Estomac fortement dilaté; la grande courbure occupe tout l'hypochondre gauche; au niveau du pylore, tumeur du volume du poing fermé d'un enfant, peu saillante à l'extérieur, une se continuant ni dans l'épiploon, ni vers le duodénum, saillante surtout dans l'intérieur de l'estomac; elle siège sur la face inférieure de l'orifice pylorique; elle est pédiculée en forme de champignon grisâtre évasé à sa partie culminante et creusé en cupule; quelques végétations de même nature, mais plus foncées ou plus rouges, se voient sur la partie de la cavité stomacale qui avoisine la tumeur. La tumeur laisse entre elle et la face supérieure de l'orifice pylorique un canal fort étroit qui n'admet pas le petit doigt. A la coupe, la tumeur présente une consistance dure fibreuse.

Le foie énormément hypertrophié, pesant 9 livres, mesurant 35 centimètres transversalement et 25 centimètres dans son diamètre antéro-postérieur, présente à sa surface des bosselures irrégulières grosses comme des marrons d'Inde. Ces tumeurs sont en nombre considérable, séparées par des minces couches de parenchyme hépatique altéré. A la coupe on voit que le foie est totalement envahi par la dégénérescence. La coupe des îlots cancéreux ressemble à celle des marrons d'Inde. Le parenchyme hépatique, réduit entre chacun d'eux à l'état de vestige, est ictérique ou plutôt brun-verdâtre. Nulle part la tumeur pylorique ne se continue avec celle du foie, en sorte qu'il s'agit bien d'une généralisation du cancer et non d'une propagation par continuité du tissu.

Rein gauche kistique. Le droit est normal. Pas de trace de cancer, non plus que de la rate et des ganglions mésentériques.

J'ai cité cette observation, parce qu'elle présente (comme je l'ai dit plus haut) un cas d'ictêre, coïncidant avec un cancer du pylore. De plus, on n'observe pas toujours une généralisation dans le foie et une cachexie aussi rapide que celle-là.

II.

DES DIVERSES FORMES ET VARIÉTÉS DE CANCER DU PYLORE, QUI OFFRENT UNE SYMPTOMATOLOGIE SPÉCIALE.

On trouve quelquefois des affections organiques du pylore accompagnées d'une faim dévorante ; lorsque les malades ont plus ou moins satisfait à ce pressant besoin, la surcharge de l'estomac occasionne le vomissement, puis après, le désir de manger réapparaît et un nouveau vomissement lui succède.

Chez d'autres, l'appétit, qui persiste, les engage à prendre de la nourriture ; mais, à peine en ont-ils consommé une petite quantité, qu'ils sont étonnés de ne pouvoir continuer le repas.

La tumeur de l'épigastre n'est pas toujours apparente, malgré l'exploration la plus exacte de la région. Ces cas se présentent surtout lorsqu'elle a contracté des adhérences avec les parties voisines ; elle demeure enfoncée dans l'hypochondre droit et même dans la région ombilicale.

Dans d'autres cas, il n'est pas rare de voir les vomissements disparaître entièrement, les digestions se rétablir, comme par l'effet d'un retour à la santé. Ces intervalles de calme et de rémission sont souvent marqués par tous les signes de la plus heureuse convalescence : le teint, auparavant d'un jaune-paille, s'éclaircit un peu ; le malade recouvre l'appétit, les digestions s'exécutent sans gêne, quelque fois même on voit renaître un peu d'embonpoint : trompé par ce mieux éphémère, il saisit avec joie ces fausses lueurs d'espérance.

Mais le médecin ne doit pas s'en laisser imposer ; il doit savoir que ces rémissions insidieuses, quelque longues qu'elles puissent-être, sont toujours suivies d'un état plus fâcheux.

Je vais maintenant rapporter ici six observations. Dans la première, il s'agit d'un garçon de 17 ans, chez lequel on avait cru à une obstruction intestinale, et, qui était atteint d'un cancer du pylore. Dans la seconde, on rapporte un cas de carcinôme siégeant au pylore, avec absence de signes caractéristiques et productions secondaires dans le foie. Dans les trois autres, puisées dans la revue médicale de 1824, on a vu complétement manquer le symptôme le plus certain de cancer du pylore; je veux parler des vomissements.

M. Jaccoud a parlé dans sa pathologie interne du déplacement de l'estomac dans le cancer du pylore, et voici comment il s'exprime : « La portion pylorique, siège ordinaire du squirrhe, est presque toujours solidement fixée au pancréas, aux ganglions, au foie, au rein droit ou au côlon transverse, et dans ce cas l'estomac ne subit pas de déplacement bien notable; mais quand ces liens font défaut, l'organe s'abaisse directement ou obliquement sous le poids du tissu qui l'envahit; il tombe dans la région hypogastrique, et peut alors contracter des adhérences avec les anses terminales de l'intestin grêle, avec le cœcum et même l'utérus et ses annexes. »

Enfin l'observation, communiquée par M. Duguet, qui terminera la seconde partie de notre travail, nous montre un cas de cancer avec déplacement singulier du pylore (voir la figure).

OBSERVATION II.

Infantilisme chez un garçon de 17 ans. — Symptômes d'obstruction intestinale. — Mort. — Autopsie : Carcinome du pylore. Par M. L. Landouzy, interne des hôpitaux de Paris.

(Bulletins de la Société Anatomique.)

Dans les derniers jours de décembre 1872, entre à Beaujon pour vomissements, dans le service de M. Axenfeld, remplacé par M. Brouardel, B..., Henri, fumiste, âgé de 17 ans et demi. Le malade petit grêle, d'une maigreur excessive, ayant à peine quelques poils follets sur les joues, paraît 15 ans, et rappelle assez bien le type d'infantilisme décrit par M. Lorain.

B..., né, à Paris, de parents bien portants, n'a jamais été malade, mais a toujours été chétif : Ses parents, son frère et quatre sœurs, sont frêles comme lui.

En mars dernier, B..., travaillant aux fortifications comme manœuvre, tombe dans le fossé sur l'abdomen, est amené à Beaujon avec une plaie contuse de la face et sort, quinze jours après, complétement guéri.

Il y a deux mois seulement, sans cause connue, sans excès, il vomit deux heures après avoir mangé comme de coutume. A partir de ce jour il peut à peine prendre quelques choses sans le vomir : les vomissements purement alimentaires ne sont ni précédés ni accompagnés de douleurs. B..., continue à travailler jusqu'au jour où, perdant ses forces et son embonpoint, il entre à l'hôpital.

B..., est d'une maigreur excessive, la peau est pâle, sèche, les muqueuses sont décolorées; le ventre est rétracté, la palpation abdominale est indolore; la percussion donne de la sonorité en tous points, si ce n'est à l'épigastre sur le colon transverse. On sent sur le trajet du colon transverse, du colon descendant et surtout dans la fosse iliaque gauche des masses dures, indolores et assez volumineuses qui donnent à la main la sensation de matières fécales agglomérées. Sous l'influence de lavements purgatifs, quelques-unes de ces masses se déplacent et disparaissent : on trouve dans les selles des matières dures ayant assez l'aspect et le volume de petits marrons.

Malgré le traitement énergique (purgatifs, croton en pilules et en lavement,) il reste à droite et en haut de l'ombilic, sur le trajet du colon transverse, une masse dure, mate, peu douloureuse et seulement à la pression, masse du volume d'une pomme d'api que la main ne peut déplacer ni fragmenter.

Tout aliment ingéré est vomi, et cela, un laps de temps variable après le repas : il n'y a pas de selles. Langue rouge sèche. Soif vive, appétit conservé; apyrexie, souffle léger à la base du cœur.

Des douches d'eau simple, puis d'eau de seltz, semblent déplacer la tumeur qui, après être venue se placer sur une ligne passant par l'ombilic, reprend sa position à droite et en haut. Les jours suivants, la tumeur n'éprouve aucun changement, le malade s'affaiblit et demande à manger malgré les vomissements. Lavements de bouillon.

9 Janvier. — La tumeur paraît avoir changé, elle est plus plate. Même état général, mêmes vomissements alimentaires. Ventre ballonné.

12 Janvier. — Toutes les médications par le haut et par le bas ayant échoué, l'affaiblissement faisant des progrès rapides, l'amaigrissement étant extrême, on songe à ouvrir l'abdomen pour rechercher l'obstruction intestinale que l'on croit due à l'accumulation de matières fécales condensées et durcies.

Le lendemain, ballonnement du ventre, douleurs vives spontanées et à la pression, crampes dans les membres, faciès grippé. Mort le soir. Autopsie le 15. — A l'ouverture de l'abdomen on trouve, au niveau de la partie antérieure des fausses côtes droites, en dedans de la vésicule biliaire, une masse atteignant le volume d'un œuf de poule, masse bilobée dont les lobes forment, par leur réunion, un angle ouvert à gauche. Le colon transverse est en rapport immédiat avec cette masse : tout autour se voient des traces de péritonite récente.

L'estomac est dilaté, le pylore est englobé dans la masse; l'incision de l'estomac, suivant la grande courbure, montre : un léger piqueté hémorrhagique au niveau de l'antre du pylore. Le pylore est enfermé de toutes parts dans le globe supérieur de la masse, ou plutôt celui-ci est fermé par un épaississement considérable du pylore qui constitue une tumeur résistante, dure à la coupe, d'aspect et de consistance du tissu fibreux, donnant par le raclage un suc dans lequel le microscope montre de grosses cellules très-variables de formes, et renfermant un noyau ayant moitié ou plus du volume de la cellule. L'orifice pylorique fortement rétréci et sinueux, laisse à peine pénétrer l'extré-du petit doigt : la muqueuse n'est point ulcérée.

A cette masse squirrheuse est accolé un ganglion dur, haut de $0^m, 02$, large de $0^m, 05$, formant le second lobe de la tumeur. Ce ganglion ferme, résistant, comme fibreux à la périphérie, est ramolli et caséeux à son centre; à côté et en arrière de ce gros ganglion s'en voient d'autres, petits, fermes, qui contribuent à augmenter le volume de la tumeur épigastrique.

L'infantilisme du sujet nous a fait recueillir les chiffres suivants : taille, $1^m, 50$.

Encéphale : 1380 grammes.

Cœur : 160 gram. La pointe est bifide, le sommet du ventricule droit est placé un peu en arrière du ventricule gauche.

Diam. transverse, $0^m, 085$.
— vertical, $0^m, 09$.

L'Aorte, étalée, mesure, au-dessus des sigmoïdes, $0^m, 05$.

Foie : 1180 gr.; — rate : 97 gr.; — reins : 98 et 100 gram.; longueur de la verge, $0^m, 06$; circonférence $0^m, 05$. — Sur le pubis, on ne trouve que quelques rares poils, petits et fins. Testicules : 9 gram. Les spermatozoïdes paraissent normaux.

Réflexions. — Ce n'est pas sans grande surprise que fut trouvé le cancer du pylore auquel personne (parmi ceux qui virent le malade) n'avait songé, vu la marche rapide de la maladie et la symptomatologie qui n'était guère celle des néoplasies, vu surtout l'âge du malade.

Il est en effet, d'enseignement classique, que le cancer de l'estomac appartient à la puberté, qu'il n'y a pas de cancer de l'estomac avant 25 ans (Louis). A cette première raison d'exclusion, venait s'ajouter l'absence des signes les plus ordinaires du squirrhe : en effet, l'appétit est conservé jusqu'aux derniers jours, les douleurs lancinantes, l'hématémèse, le méœna, la teinte cachectique, tout, si l'on en excepte la tumeur, fait défaut, déroute le diagnostic et conduit à une erreur qui porte avec elle plus d'un enseignement.

OBSERVATION III

Carcinôme du pylore; absence des signes caractéristiques, productions secondaires dans le foie.

(Bulletin de la Société anatomique. Paris, 1872).

M. Picard, interne des hôpitaux, fait voir un carcinôme ulcéré du pylore, avec noyaux secondaires dans le foie.

D..., âgé de 48 ans, entre le 13 septembre à l'hôpital Necker, service de M. Chauffard. Il souffre depuis trois semaines seulement de crampes d'estomac et se plaint avant tout de renvois gazeux. Il ne vomit pas.

En examinant le malade, on trouve un foie volumineux, débordant les fausses côtes, et présentant un bord fort irrégulier; toute la région épigastrique est remplie par une tumeur dure, qu'en l'absence de symptômes prononcés du côté de l'estomac on pense être le lobe gauche du foie. Le diagnostic porté est cancer du foie. La tumeur augmente rapidement; le malade vomit trois fois des matières alimentaires, s'affaiblit rapidement, et succombe le 9 octobre.

A l'autopsie faite le 11 octobre, on trouve un foie excessivement volumineux, présentant une quantité considérable de noyaux cancéreux dont le volume varie de la grosseur d'une noisette à celle d'une pomme. Le pylore présente une tumeur de même nature, n'occupant que la moitié postérieure de l'ori fice, de sorte que le passage restait facile pour les aliments. Cette tumeur qui s'étend sur la face postérieure de l'estomac présente une ulcération profonde, de la largeur d'une pièce de 2 francs. Les ganglions siégeant à la face postérieure de l'estomac sont atteints de dégénérescence cancéreuse et englobent le pancréas, qui est intact.

L'examen microscopique fait par M. Malassez a montré que ces tumeurs étaient des noyaux de carcinôme. La dégénérescence graisseuse était très-avancée dans les tumeurs du foie.

Cette observation vient à l'appui de l'opinion qui veut que le cancer du foie soit presque toujours consécutif à un carcinôme de la région pylorique de l'estomac. Elle montre aussi que cette dernière lésion peut être d'un diagnostic fort difficile, et demeurer presque complétement latente.

OBSERVATION IV

Cancer présumé de l'estomac. Point de vomissements, quoique le pylore fut principalement affecté.

(Revue médicale, 1824).

Un homme de quarante ans, qui avait joui, pendant trente-neuf années, d'une santé robuste, fut affecté de fièvre et de diarrhée inflammatoire, au mois de septembre 1807. On l'en guérit par des délayants et les fébrifuges ordinaires. Mais, deux mois après, il ressentit au creux de l'estomac des pesanteurs et des élancements qui devenaient plus vifs le soir et dans la nuit; ces incommodités augmentant toujours, cet homme entra à l'hôpital de la Charité au mois de février 1808.

Il se plaignait alors d'une chaleur âcre et lancinante dont le siège était à l'épigastre; la tête était libre et le teint n'était pas jaune. La respiration était libre et naturelle, mais il survenait de l'essoufflement après le plus faible exercice; peu de toux et d'expectoration; rien à la région du cœur. Le creux de l'estomac était sensible à la pression; du reste, pas de tumeur appréciable au toucher.

L'appetit était presque nul; il survenait des rapports après le repas, mais les douleurs restaient les mêmes; il semblait au malade qu'il eût pris du vin aigre et éventé. En outre, il ressentait des douleurs vagues dans les reins et dans les parois thoraciques; ses digestions étaient lentes et pénibles. Toutefois, il n'y eut jamais ni constipation, ni vomissements, pas même de nausées. Les garde-robes étaient naturelles de toute manière

Le ventre était bouffi, mais cela tenait au dégagement des vents, dont le malade rendait beaucoup vers la fin de la digestion.

Les urines étaient fort difficiles, mais cela avait lieu dès auparavant; il n'y avait aucune infiltration aux jambes. Devenu très-maigre, ce malheureux succomba presque subitement à des douleurs affreuses, que l'opium n'avait pu calmer.

A l'autopsie, l'estomac fut trouvé sain, le pylore seul était affecté; il formait une petite tumeur de consistance inégale et de nature peu homogène. Il offrait dans tout son pourtour une large ulcération couverte de chairs baveuses, bourgeonnées et purulentes; cette altération ne s'arrêtait pas précisément au pylore, mais s'étendait un peu au duodénum et à l'estomac. Il y avait aussi de véritables squirrhosités dans la petite courbure de ce dernier.

Remarques. — L'absence des vomissements et des nausées dans un cas d'affection aussi profonde du pylore aurait le droit d'étonner. Toutefois, cette observation paraîtra moins extraordinaire, si l'on fait attention que le pylore était resté libre et entièrement perméable, que de plus la membrane muqueuse de l'estomac était ulcérée et détruite dans toute la circonférence de l'extrémité droite de l'organe, dernier cas dans lequel nous n'avons jamais observé de nausées. Et, d'ailleurs, ces nausées eussent-elles même existé, rien ne prouve que le cerveau et la moëlle épinière fussent restés entièrement sains, ni que les muscles abdominaux ne partageassent l'affaiblissement de la vessie.

OBSERVATION V.

Maux d'estomac après un ulcère imprudemment guéri. — Tumeur à l'épigastre. — Ni vomissements ni nausées : adhérences de l'estomac au foie et au colon. — Squirrhe ulcéré du pylore.

(Revue Médicale 1824).

M. Delacour septuagénaire, d'un tempérament bilieux et d'un caractère mélancolique, éprouvait, depuis des années, des pesanteurs d'estomac avec des alternatives continuelles de constipation et de dévoiement. Une plaie dartreuse qui lui vint à la jambe droite, il y a deux ans, et qui fut accompagnée d'un œdème considérable, l'obligea à beaucoup de remèdes amers ou sulfureux qui, s'ils guérirent les dartres, ne laissèrent pas d'augmenter les maux d'estomac et les lenteurs de la digestion.

Cependant l'appétit se perdait, l'embonpoint diminuait ; les digestions étaient laborieuses ; il y avait des aigreurs et des renvois ; des nausées venaient souvent tourmenter le malade, mais jamais aucun vomissement.

En palpant l'épigastre avec attention, on sentit un peu au-dessous et à droite de l'ombilic, une petite tumeur obronde, un peu douloureuse à la pression, inégale à sa surface et un peu mobile dans tous les sens. M. Fouquier prononça que cette tumeur appartenait au tube alimentaire, et vraisemblablement même au pylore, quoiqu'il n'y eut point de vomissements. La douleur est plus vive dans cette tumeur quand il y a de la diarrhée qu'en tout autre temps ; mais dans tous les cas le malade éprouve, dans le trajet de l'épigastre, le sentiment d'une barre transversale qui d'un hypochondre s'étendait à l'autre.

Plus tard le malade éprouva des défaillances suivies d'œdème aux membres inférieurs. L'estomac était le siège de tortillements incommodes, d'autres fois de déchirements très-douloureux. La maigreur et la faiblesse étaient extrêmes. Le malade fut enfin forcé de garder le lit continuellement.

Des coliques violentes, qui surtout augmentaient après les garde-robes, obligèrent d'user d'opium tantôt en potion, tantôt en pilules : ce moyen procura du sommeil en même temps que du soulagement. L'enflure des jambes se dissipa, mais la tumeur acquit plus de volume que jamais.

Enfin un mois avant la mort il survint une paralysie incomplète de tout le côté gauche du corps, avec engorgement pâteux des parties paralysées et un peu aussi de la cuisse droite. Il y avait perte de la parole et un affaiblissement notable des facultés intellectuelles. On usa d'excitants à l'intérieur; on fit en outre des frictions à la nuque avec la teinture de cantharides; mais les autres symptômes ne laissaient aucune espérance. Depuis le mois de mai que la maladie avait pris un caractère alarmant, elle n'avait pas cessé de faire de rapides progrès. Enfin réduit au marasme le plus affreux, le malade cessa de vivre trois mois après son entrée à l'hôpital.

Il n'éprouva jamais de vrais vomissements, ni de dégoût prononcé pour les aliments. Les douleurs avaient fini par être supportables, et la tumeur moins volumineuse. En général le malade dormait plus aisément le jour que la nuit.

Autopsie. — Les deux tiers gauches de l'estomac furent trou vés sains; vers le tiers droit de cet organe commençait un ulcère jfongueux. Plus à droite, s'étendait vers le pylore, et précisément usqu'à lui, qui s'y trouvait compris, une surface ulcéreuse, recouverte d'un détritus assez ferme dont la couleur variait depuis le gris brunâtre jusqu'au rouge plaqué. Cet ulcère s'étendait à toute la circonférence de l'estomac, dont les parois avaient un pouce d'épaisseur dans ces endroits là. La coupe et la dissection des parties squirrheuses présentaient une texture fibreuse dont la couleur était grise en de certains endroits, blanche dans d'autres, blanche grisâtre et d'une consistance presque cérébrale en d'autres lieux, avec des taches variées et beaucoup d'ecchymoses partout. Le foie adhérait avec la partie squirrheuse de l'estomac qui lui correspondait. L'ulcération paraissait avoir pénétré jusqu'au foie, qui dans les lieux adhérents présentait une surface squirrheuse très analogue aux parties altérées et dégénérées de l'estomac. Le colon adhérait aussi au squirrhe ; mais l'intérieur de cet intestin paraissait sain à cela près qu'il était rouge et fort injecté. Toute la surface intestinale était d'un bleu noirâtre. Le crâne ne fut pas ouvert, quoique la paralysie semblât y indiquer une altération.

Remarques. — Il n'y eut dans ce cas ni vomissements ni nausées, depuis l'entrée du malade à la Charité. L'absence de nausées pouvait tenir à l'ulcération d'une zône entière de la membrane interne de l'estomac et à la liberté du pylore ; et d'ailleurs, eût-il existé des nausées, le vomissement eût encore été difficile et incomplet, puisque l'estomac, partout adhérent, était impropre à agir, inhabile à se contracter.

Notons aussi que le foie se trouvait altéré dans sa texture, à l'endroit où l'estomac lui était adhérent : que cette altération et celle de l'estomac étaient même chose, et que l'inflammation était évidente dans tous les lieux adhérents.

OBSERVATION VI.

Squirrhe de l'estomac et du pylore. — point de vomissements. — adhérence de l'estomac avec les parois abdominales.

G..., Dessous, âgée de cinquante-huit ans, couturière, est d'une constitution extrêmement délicate. Elle a éprouvé beaucoup de contrariétés et de chagrins, et néanmoins elle a toujours été régulièrement menstruée depuis quinze ans jusqu'à cinquante.

Elle fit, il y a peu d'années, une chute violente sur l'estomac, après quoi il survint des vomissements, des éructations et une douleur fixe à droite de l'épigastre. Bientôt il se manifesta une petite tumeur au creux de l'estomac : il y eut du dévoiement à plusieurs reprises : la peau devint jaune et sèche.

Quand la malade vint à l'hôpital, elle était faible et paraissait fort amaigrie ; ses digestions étaient laborieuses, mais non accompagnées d'aigreurs ni de vomissements. Nulle infiltration aux jambes. La douleur augmentait par l'exercice, par les efforts, par la pression, et aussi lorsque le malade se couchait sur le côté gauche et sur le dos. Dans ce dernier cas, surtout, les douleurs étaient intolérables.

La nuit il y avait de la moiteur et du sommeil; mais la faiblesse devenue extrême, la malade mourut bientôt.

A l'autopsie, on trouve l'estomac adhérent aux parois abdominales, et un peu aussi au foie vers la petite courbure. Des végétations squirrheuses occupaient le tiers droit de l'estomac, ainsi que les cinq sixièmes du pourtour du pylore, lequel était resté un peu libre.

Les poumons étaient sains.

Remarques. — La seule chose digne de remarque dans cette observation est le défaut de vomissements ; mais, outre que le pylore était peu rétréci, l'adhérence de la presque totalité de l'estomac explique ce phénomène. En effet, un estomac entièrement adhérent est un estomac aussi incapable d'agir et de se contracter, que s'il était paralysé.

OBSERVATION VII.

Cancer avec déplacement singulier du pylore. — Coïncidence du cancer avec une infiltration tuberculeuse des poumons et une néphrite interstitielle.

Observation rédigée sur les notes de M. Latil, interne du service et communiquée par M. Duguet, agrégé de la faculté, médecin des hôpitaux.)

Lemer... Florentine, âgée de 53 ans, polisseuse sur cuivre, entre le 10 avril 1878, à l'hôpital Temporaire, salle St. Jean n° 5, dans le service de M. Duguet.

Cette malade a toujours été bien portante, sans présenter aucun trouble vers le tube digestif, mère de dix enfants, elle vit survenir la ménopause à 41 ans sans accidents d'aucune sorte.

Depuis dix mois seulement elle se plaint d'une douleur dans le côté gauche du ventre, accompagnée d'une perte de l'appétit de plus en plus grande, d'un amaigrissement notable et de vomissement glaireux se reproduisant le matin de temps en temps; malgré une certaine diminution des forces, Lemer... n'en continue pas moins à travailler .

Cependant vaincue bientôt par la faiblesse, elle entra le 20 juin 1877, à l'hôpital de la Charité, dans le service de M. Hardy. Dès cette époque, affirme-t-elle, on remarqua chez elle, un point où elle accusait de la douleur, une tuméfaction siégeant à gauche de l'ombilic. D'après les renseignements puisés à la Charité, M. Hardy aurait même fait à son sujet une leçon sur la coïncidence de cette tumeur avec certaines particularités déjà contestables au sommet gauche de la poitrine. Quoiqu'il en soit, au bout de deux mois, elle en sortit améliorée, mais non guérie; en effet, l'amaigrissement fit de nouveaux progrès, la douleur du ventre continua à la faire souffrir, et les vomissements qui ne se montraient que de temps en temps, à des intervalles de quatre à cinq jours et le matin seulement, se montrèrent désormais plus fréquents et composés non plus seulement de matières glaireuses, mais aussi de substances alimentaires. Point de fixité dans le moment d'apparition de ces vomissements, tantôt de suite, tantôt longtemps après le repas, et il fut impossible de relever chez la malade la sélection des aliments.

Le 7 janvier 1878, elle entra de nouveau à l'hôpital, dans le service de M. Delpech, (Hôpital Necker) où elle séjourna deux mois. Soumise à un traitement basé sur le lait et l'eau de Vichy, elle en sortit sans amélioration ni soulagement notable, pour aller à l'asile de convalescence du Vésinet, où elle se serait mise à tousser pour la première fois,

Le 10 avril, à son entrée dans le service de M. Duguet, on constate les particularités suivantes :

Amaigrissement considérable : teint profondément cachectique ; persistance de douleurs vives dans le côté gauche du ventre ; appétit presque nul ; renvois aigres et brulants après les repas ; vomissements tous les trois ou quatre jours, plus ou moins longtemps après le repas, vomissements d'ailleurs peu abondants. Garde-robes rares ; des lavements étaient souvent nécessaires et auraient amené, à plusieurs reprises, des matières noirâtres ressemblant à de la suie délayée. Ventre assez souple, saillant plutôt qu'aplati, dans lequel, au palper, on constate facilement, un peu à gauche de l'ombilic et au même niveau une tumeur assez superficielle, facile à délimiter et pouvant avoir six à sept centimètres de diamètre. Cette tumeur est assez dure et régulière ; la pression exercée sur elle provoque de nouvelles douleurs.

Point d'ascite ; mais il existe déjà un léger œdème des membres inférieurs.

La toux n'est pas fréquente et ne s'accompagne pas d'expectoration. A droite le poumon ne présente à relever qu'une respiration rude avec expectoration prolongée et légèrement soufflante au sommet. A gauche, submatité évidente dans la fosse sus-épineuse ; retentissements des battements du cœur sous la clavicule ; expiration prolongée et soufflante, en avant comme en arrière : râles sous crépitants et craquements dans la fosse sus-épineuse.

16 avril. Progrès de la cachexie très-rapides ; aux vomissements qui ne sont pas devenus plus fréquents se joint depuis quelque temps une diarrhée abondante (sept à huit selles par jour).

19. Les vomissements ont cessé. La diarrhée persiste ; la tumeur et l'abdomen offrent les mêmes caractères. Pouls extrêmement affaibli.

23. Les vomissements ont repris, peu abondants, et la diarrhée continue.

25. Cessation des vomissements ; persistance de la diarrhée, douleurs abdominales moins vives ; toux peu fréquente, sans expectoration ; râles sous crépitants et craquements à gauche, en avant, et, en arrière, respiration rude et soufflante, avec retentissement de la toux et de la voix. Affaiblissement de plus

en plus grand. L'alimentation composée surtout de laitage est singulièrement réduite au gré de la malade.

27. La teinte est devenue d'un jaune paille terreux ; l'œdème des membres inférieurs a beaucoup augmenté. La malade s'éteint dans la nuit.

L'inconstance et l'irrégularité des vomissements, l'absence de constipation remplacée au contraire par de la diarrhée, la dilatation de l'estomac, le volume du ventre, et surtout le siège de la tumeur à gauche de l'ombilic, avaient fait rejeter l'idée d'un cancer du pylore. Tout faisait penser à un cancer de la grande courbure et du cul-de sac de l'estomac.

(L'autopsie démontra plus tard qu'on était dans l'erreur, puisqu'il s'agissait d'un cancer du pylore), mais d'un cancer à disposition insolite.

Les urines n'ont pas été examinées.

Autopsie, pratiquée le 28, vingt quatre heures après la mort.

Cavité abdominale. — Point de liquide dans la cavité abdominale. Les anses intestinales sont modérément dilatées ; l'estomac présente une situation bizarre et tout à fait anormale. (Voir la planche). A peine distendu, il est dirigé verticalement en bas ; le grand cul-de-sac en haut, le pylore en bas, ce qui lui donne un aspect piriforme à grosse extrémité supérieure. Le grand cul-de-sac répond à son siége habituel ; mais le pylore est venu s'accoler à la paroi antérieure de l'abdomen, à trois travers de doigt de l'ombilic, à gauche et au même niveau. L'adhérence du pylore à la face postérieure de la paroi abdominale antérieure a lieu dans une étendue d'une pièce de cinq francs d'argent. Cette paroi antérieure entre pour une part dans la tumeur constituée d'ailleurs primitivement par la région pylorique de l'estomac.

Après avoir incisé l'estomac, on constate l'intégrité de ses parois dans son étendue, sauf au voisinage de l'orifice pylorique. Là en effet se voit une anfractuosité ampullaire, capable de loger un petit œuf de poule, irrégulière aussi bien à son intérieur que sur ses bords. Les parois de cette anfractuosité sont constituées par les parois de l'estomac érodées, déchiquetées, sanieuses ; presque partout la muqueuse a disparu ; la musculeuse même est ulcérée en beaucoup d'endroits, et il ne reste plus en plusieurs points que la séreuse plus ou moins épaissie. Au niveau de la région adhérente à la paroi abdominale, toute tunique stomacale a disparu, et la paroi de l'anfractuosité est constituée uniquement par l'aponévrose qui revêt les muscles abdominaux composant la paroi abdominale. Des traces de péritonite partielle existent autour de la zône adhérente, sous forme de tractus et de fausses membranes offrant d'ailleurs peu de résistance, de sorte qu'une ouverture de l'estomac dans le péritoine n'eût pas été loin de pouvoir se faire.

Les bords irréguliers de l'anfractuosité pylorique sont constitués par la muqueuse érodée de l'orifice pylorique et de la région pylorique de l'estomac; ils sont saillants, taillés à pic par plaie, et formant un bourrelet sinueux, à la coupe on voit la muqueuse très-tuméfiée, rougeâtre, vasculaire, ramollie, et le tissu sous muqueux, épais de 2 à 3 centimètres, offre à la coupe un aspect lardacé, qui s'étend assez loin sous la muqueuse stomacale qu'elle soulève au pourtour de cette vaste ulcération : par la pression et en passant une lame de scalpel sur le tissu mou, rose et lardacé, ou recueille un suc laiteux abondant et assez épais. La couche musculaire de l'estomac a pris à ce niveau des proportions considérables; les fibres musculaires se manifestent sous la forme de faisceaux qui sont trois à quatre fois plus volumineux qu'à l'état normal, et les tractus celluleux qui séparent ces faisceaux musculaires ont augmenté d'épaisseur dans des proportions analogues.

A trois ou quatre centimètres de distance, toutes les parois de l'estomac reprennent leur aspect et leurs dispositions habituelles.

En ouvrant le duodénum, on constate que l'orifice pylorique conserve encore un calibre qui permet l'introduction du petit doigt; mais l'incision de cette valvule fait voir ici les mêmes altérations que dans tous les autres points du pourtour de l'ulcération qui a envahi la muqueuse pylorique jusqu'à la muqueuse duodénale restée intacte. Même épaississement, même friabilité de la muqueuse ; même épaississement du tissu sous muqueux devenu lardacé et donnant à la pression un suc laiteux assez abondant; on note surtout une hypertrophie plus grande de la paroi musculaire du pylore.

La section des parois adhérentes montre encore une couche lardacée de près de un millimètre d'épaisseur, avec suc blanchâtre, dans toute l'étendue de la destruction complète des parois stomacales, étendue de la longueur d'une pièce de deux francs environ.

A part quelques ganglions volumineux trouvés au voisinage, on ne relève aucune autre particularité intéressante concernant le tube digestif.

La rate n'est point altérée.

Le foie est légèrement muscade, mais pâle et un peu gras. La vésicule renferme de la bile dans laquelle nagent une trentaine de petits calculs noirâtres, grenus, muriformes, friables.

Les reins offrent tous les caractères du petit rein contracté, rouge, granuleux. Celui de droite dont le volume est réduit environ de moitié, est recouvert d'une capsule très-épaisse et très-adhérente à son écorce; la surface en est granuleuse, rouge avec arborisations vasculaires et quelques petits kystes disséminés à la surface. A la coupe le tissu est dur, et la couche corticale est singulièrement atrophiée. — Au rein gauche on remarque les mêmes altérations ; la couche corticale n'y est plus représentée que par une lame d'une grande minceur.

Rien à noter du côté des organes génitaux.

Cavité thoracique. — Le cœur est simplement recouvert de quelques plaques laiteuses. Mais le péricarde, les orifices du cœur, et l'aorte n'offrent point de lésion appréciable.

Le poumon gauche adhère à la paroi thoracique. Du reste la moitié supérieure du lobe supérieur de ce poumon est labourée dans tous les sens par des cavernes et des cavernules de toutes grandeurs qui ne sont séparées les unes des autres que par des tractus vasculaires et bronchiques; il ne reste plus entre elles de substance pulmonaire reconnaissable. La moitié inférieure de ce lobe est du reste le siège d'une infiltration caséeuse remarquable par sa sécheresse, sa friabilité et son aspect qui rappelle celui du fromage de Roquefort : le grattage n'en fait sourdre aucun suc ; on y reconnait l'état lobulé du parenchyme pulmonaire dont la consistance est devenue pareille à celle du mastic Dans ce lobe supérieur il est impossible de trouver à l'œil nu, la moindre granulation tuberculeuse, mais l'incision des parties caséeuses fait découvrir certains points en voie de formation par fontes des masses caséeuses. Le lobe inférieur gauche présente disséminées dans son parenchyme un nombre assez considérable de granulations grises demi-transparentes ; quelques granulations commencent à prendre un aspect opaque et un volume un peu plus gros. Le tissu pulmonaire qui les entoure est le siége d'une congestion œdémateuse. Quelques granulations se voient aussi sur la plèvre qui recouvre le lobe inférieur. Celle qui revêt le lobe supérieur est épaissie, détruite par places et confondue avec les parois des cavernes du sommet du poumon.

Au sommet du poumon droit, on découvre quelques tubercules crétacés avec accumulation de matière noire.

Le lobe supérieur est d'ailleurs tuméfié, volumineux, ferme, et, à la coupe, on reconnait qu'il est le siège d'une pneumonie catarrhale remarquable en ce sens, qu'à côté de lobules arrivés à la teinte grisâtre, s'en trouvent d'autres qui sont encore rosés ; ce qui leur donne à la coupe un aspect marbré ; mais dans toute l'étendue le tissu est ferme et friable ; la cassure en est grenue. Les lobes moyen et inférieur ainsi que la plèvre ne paraissent être le siége d'aucune altération. Notons que les deux poumons présentaient non-seulement à la surface, mais encore à l'intérieur une pigmentation brunâtre, étoilée, très-remarquable.

Au hile des deux poumons se voient quelques ganglions caséeux noirâtres.

De toutes les observations que nous avons rapportées, celle-ci est de beaucoup la plus remarquable non seulement par le déplacement singulier du pylore, mais encore par la coïncidence du cancer avec une infiltration tuberculeuse des poumons et une nephrite interstitielle. Elle nous montre encore de l'inconstance et de l'irrégularité dans les vomissements, l'absence de constipation remplacée au contraire par de la diarrhée et enfin la faible dilatation de l'estomac.

CHAPITRE III.

DE LA MORT CHEZ LES MALADES ATTEINTS DE CANCER DU PYLORE.

Comment meurent les malades affectés de cancer du pylore? Notre but est de le montrer dans ce troisième et dernier chapitre.

La mort peut survenir de trois manières différentes. Le mode de terminaison le plus habituel, c'est celui qu'à indiqué Trousseau et dont il est mort lui-même, la mort par inanition. Le malade est dans l'impossibilité la plus absolue de se nourrir; tous les aliments, sous quelque forme qu'ils soient présentés, les liquides même sont rendus. L'état de faiblesse est alors excessif, la langue est rouge, dépouillée, la soif est ardente et le patient tombe bientôt dans le coma. Il est bon de savoir qu'il peut en être ainsi, car en présence du subdelirium, de la fièvre que présentent ces malheureux, on peut être porté à croire que c'est une complication encéphalique, alors qu'on a simplement devant soi un homme qui meurt de faim. On rencontre souvent ce cortège de symptômes chez les lypémaniaques qui refusent les aliments et qu'on ne peut nourrir que difficilement à l'aide de la sonde œsophagienne.

Un autre genre de mort est celui que produit une peritonite accidentelle. Devant cette affection, comme en présence du reste de toutes les maladies organiques, le médecin est malheureusement impuissant. Je rapporte ci-dessous (observation VIII) un cas de péritonite purulente coïncidant avec un carcinôme du pylore.

OBSERVATION VIII.

Carcinôme du pylore et de la portion du duodénum avoisinante; perforation du duodédum; digestion d'une portion du lobe gauche du foie; péritonite purulente.

par M. Lépine, chef de Clinique.

(Bulletins de la Société Anatomique octobre 1873).

X.., âgée de 53 ans, admise le 10 octobre dans le service de clinique de M. le professeur Sée, suppléé par M. Lécorché. Elle dit n'avoir eu dans le cours de sa vie d'autres maladies que quelques rhumes. Mais depuis un mois environ, inappétence, dégoût des aliments, vomissements spontanés et, depuis plusieurs jours, à différentes reprises, l'après midi, elle a eu un accès de fièvre. Enfin, elle a sensiblement maigri.

Actuellement, embonpoint médiocre, coloration jaune, un peu terreuse de la peau, surtout du visage; pas de coloration ictérique des conjonctires. La malade se plaint beaucoup du ventre, par moments, elle y applique ses mains en accusant la plus vive douleur. Il est un peu ballonné; la sonorité y est normale; la palpation n'y révèle aucune tumeur. — Le foie n'est pas augmenté de volume; constipation depuis deux jours.

Œdème très marqué des deux membres inférieurs; l'urine présente un nuage albumineux très faible; l'auscultation du cœur et des poumons n'y accuse rien de morbide. Pendant l'examen, la malade a un frisson, peu intense d'ailleurs. Mort le lendemain.

Autopsie, — Œdème des pieds. La graisse sous-cutanée de l'abdomen présente une épaisseur de deux centimètres. Le péritoine renferme un litre environ de sérosité purulente; fausses membranes grisâtres sur le péritoine pariétal et viscéral; quelques anses intestinales sont soudées entre elles. – Le grand épiploon est ratatiné et très-dur. — L'estomac contient des matières acides; ses dimensions sont normales, sa muqueuse saine en apparence au niveau du pylore où existe un anneau incomplet et dur; pas d'ulcération de la muqueuse à ce niveau; mais dans le duodénum, où le tissu morbide se propage dans une longueur de plusieurs centimètres, il existe à quatre centimètres du pylore, une perforation complète de la paroi duodénale permettant le passage de l'index et faisant communiquer la cavité de ce viscère avec un foyer rempli de matière putrilagineuse, grisâtre, sans odeur gangréneuse, du volume d'un gros œuf de zinde, creusé au dépens du lobe gauche du foie. La matière en détritus n'est autre que le tissu hépatique à demi digéré. Une dône verdâtre, (altération cadavérique) circonscrit le foyer; pas de zône de réaction inflammatoire à la limite de la portion digérée et de la portion saine.

L'organe hépatique est de volume normal; vésicule biliaire assez grosse, renfermant une bile jaune claire. Tissu hépatique sain. Les gros vaisseaux de l'organe et de la veine-cave sont à l'état normal. Rate un peu molle; reins un peu anémiés, enveloppés d'une capsule adipeuse un peu épaisse. Quelques gouttes de sérosité dans le péricarde; cœur chargé de graisse; caillots dans les cavités droites; ventricule gauche vide; orifices sains, Poumons emphysémateux; adhérences pleurales a droite; a gauche la cavité pleurale renferme 200 grammes de sérosité.

L'observation précédente est un exemple d'une terminaison assez rare du cancer du pylore. Un cas qui présente avec le nôtre une certaine analogie, quant à la lésion hépatique, a été publié par M. Bonmariage (*Presse médicale belge*, 1867, n° 20.)

Un troisième genre de mort est celui qui est le résultat d'une cachexie profonde. Le malade est alors dans un état d'altération excessive de la nutrition, caractérisée par la bouffissure et l'infiltration, un teint jaune paille ou plombé, un sang trop séreux et la langueur de toutes les propriétés des tissus de l'économie.

CONCLUSIONS.

Nous voici arrivé au terme de notre travail. Les conclusions que nous émettrons seront les suivantes :

1. Le cancer du pylore a pour signes les plus fréquents : la douleur, l'anorexie, la teinte cachectique, les vomissements, la maigreur, la constipation, l'existence d'une tumeur, le défaut d'absorption des liquides, l'aplatissement du ventre et enfin l'augmentation du volume de l'estomac avec *glouglou*.

2. Il y a cependant des cas, comme nous l'avons vu dans les observations que nous avons citées, où manquent non-seulement les vomissements (obs. IV, V, VI), mais encore d'autres symptômes importants tels que le glouglou, l'existence d'une tumeur. De plus il peut y avoir absence de presque tous les signes caractéristiques (obs. III). L'observation VII nous montre un cas singulier dans lequel l'estomac présentait une situation bizarre tout à fait anormale.

3. Enfin la mort survient chez les malades atteints de cancer du pylore soit par inanition (obs. II. IV, V, VI, VII); soit par cachexie (obs. I, III); soit par péritonite (obs. VIII).

Paris. — Imp. Gauthier-Villars, quai des Grands-Augustins, 55.

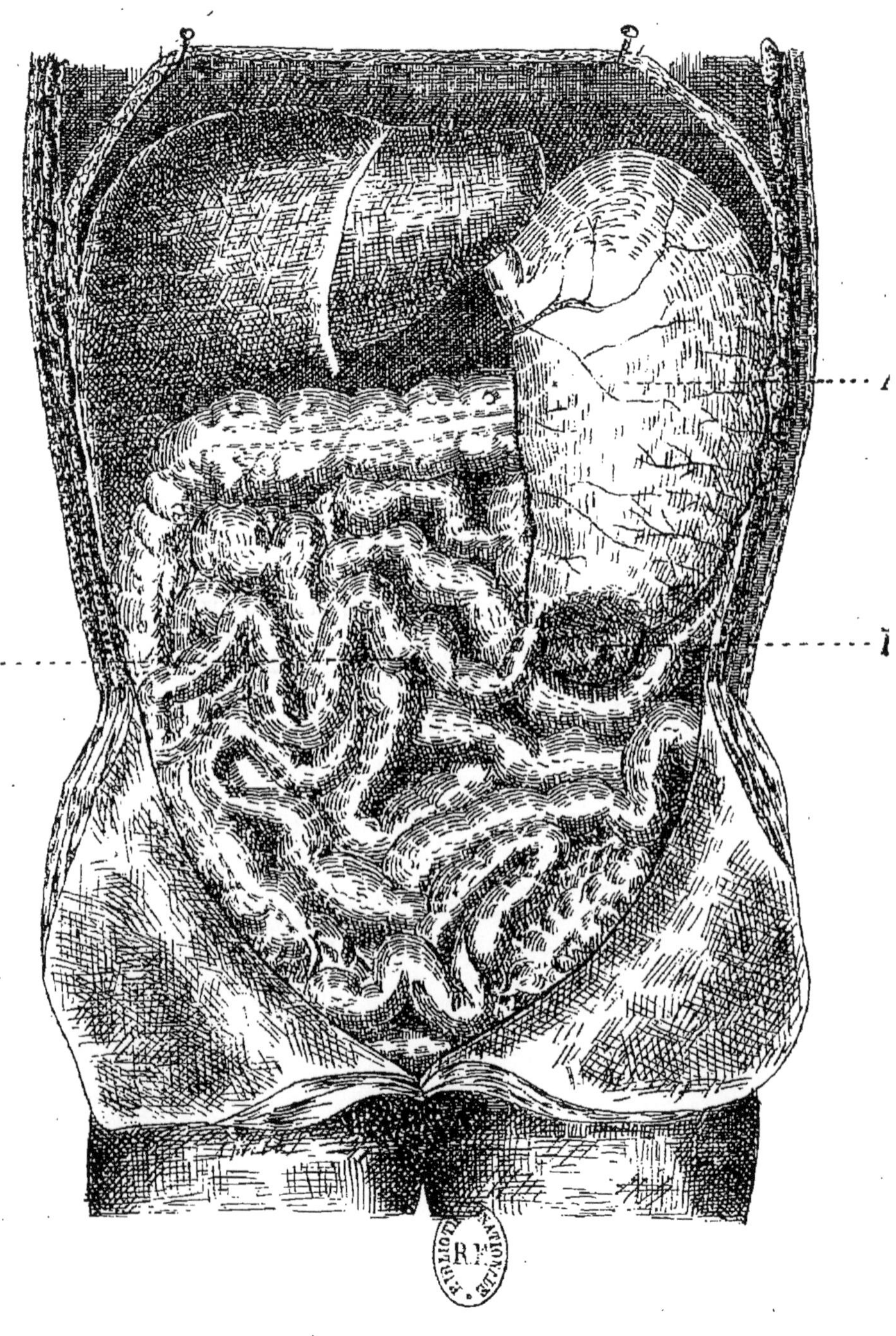

A. Estomac — B. Tumeur Cancéreuse — C. Ombilic.

R. Bénard del. & aut.

www.ingramcontent.com/pod-product-compliance
Ingram Content Group UK Ltd.
Pitfield, Milton Keynes, MK11 3LW, UK
UKHW021023200726
13857UKWH00004B/1555